AF611636

QUESTIONS D'HYGIÈNE PUBLIQUE

Des Quarantaines. — De la Sophistication des Denrées Alimentaires. — De l'Utilisation des Matières fécales au profit de l'Agriculture.

Par le Docteur Ad. LECADRE

Chevalier de la Légion-d'Honneur, Médecin des Épidémies et Vice-Président du Conseil d'Hygiène publique et de Salubrité de l'arrondissement du Havre; Médecin du Lycée Impérial; Président de la Société Havraise d'Études Diverses; Membre de la Société de Médecine du Havre et de l'Institut des Provinces; Correspondant de la Société de Biologie, de la Société Médicale d'Émulation de Paris, des Académies Impériales de Rouen, Caen, Nantes, Reims, Metz; de la Société Médicale de l'Aube, etc., etc.

HAVRE

IMPRIMERIE LEPELLETIER

1866

QUESTIONS D'HYGIÈNE PUBLIQUE

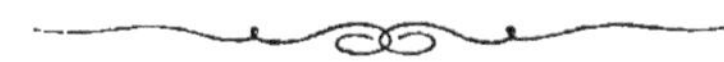

Au nombre des questions qui furent discutées dans la session de l'Association internationale pour le progrès des sciences sociales, qui eut lieu à Amsterdam en Septembre 1864, se trouvèrent les trois suivantes :

1° Peut-on abolir, sans inconvénients, les quarantaines, *a* en général, *b* dans les ports de l'Europe, autres que ceux de la Méditerranée ?

2° Par quels moyens pourrait-on empêcher la sophistication des denrées alimentaires de la manière la moins nuisible au commerce ?

3° Comment peut-on, dans les grandes cités coupées de rivières et de canaux, utiliser les matières fécales au profit de l'agriculture, sans nuire à la santé des habitants ?

C'est la réponse à ces trois questions que je viens présenter aujourd'hui. Leur importance me fera trouver grâce, et si je n'ai pas le bonheur de satisfaire à toutes les conditions du programme,

J'aurai du moins l'honneur de l'avoir entrepris.

DES QUARANTAINES

Peut-on abolir, sans inconvénients, les quarantaines, a *en général,* b *dans les autres ports de l'Europe que ceux de la Méditerranée ?*

Une maladie épidémique est celle qui, en même temps et dans le même lieu, attaque une population par places et d'une manière disséminée, sans jamais s'établir de proche en proche et prendre une forme contagieuse. Cette sorte d'épidémies est très commune. Elle constitue l'affection régnante qui, sous différents aspects, dure à peu près toute l'année. Ainsi, c'est la bronchite, c'est la pneumonie, l'ophtalmie, le laryngite, la diarrhée, la fièvre intermittente, etc., qui prennent ce caractère. Ces affections, à l'état épidémique, sont dues le plus souvent aux conditions atmosphériques, et certaines d'entr'elles, comme la fièvre intermittente, à la constitution *tellurique*.

Une maladie contagieuse est celle qui se contracte, par le contact direct, soit l'attouchement ; par le contact indirect, soit la transmission des vêtements ou l'action de coucher dans le lit que vient de quitter le malade. Tels sont les exanthêmes aigus, et ceux-là sont susceptibles de revêtir également le caractère épidémique. La peste prend, il paraît, aussi ce double caractère. Tels sont pareillement les exanthêmes chroniques et, parmi eux surtout, les maladies parasitaires.

Mais certaines autres affections, ayant le caractère épidémique, contractent en même temps une forme contagieuse, non de cette contagion qui se transmet par le contact soit direct, soit indirect, mais par l'inspiration longtemps prolongée des miasmes ou effluves qui s'élèvent du corps du malade ou de ses déjections, dans un appartement clos, où l'air se renouvelle avec difficulté. En ce cas, l'intoxication miasmatique est d'autant plus forte que la quantité de malades a été plus considérable, que conséquemment les émanations ont été plus nombreuses. Dans la série de ces maladies épidémico-contagieuses, suivant quelques épidémiologues, infectieuses selon d'autres, entrent presque toutes ces épidémies (terme général) qui désolent l'espèce humaine : le choléra, la fièvre jaune, la dysentérie, la fièvre typhoïde, etc.

Cette distinction entre les maladies épidémiques, contagieuses et épidémico-contagieuses ou infectieuses, était nécessaire pour appuyer la déclaration que j'ose faire qu'on peut, sans inconvénients, abolir les quarantaines dans tous les ports autres que ceux de la Méditerranée. Je parlerai plus loin de ces derniers dans un paragraphe spécial.

D'abord, les affections épidémiques tenant presque toujours aux conditions atmosphériques, et quelques-unes seulement, comme les fièvres intermittentes paludéennes, à l'état tellurique, il est évident que la constitution ambiante en est tout au moins la cause déterminante. Par conséquent, un navire partant des Antilles, où règnent l'angine, la pneumonie épidémiques, ou la fièvre intermittente, ne transmettra pas ces maladies au Havre, à Anvers, à Amsterdam, villes dans lesquelles la constitution atmosphérique est toute différente, où les effluves provenant du sol ne sont plus les mêmes.

Des affections contagieuses, quelques-unes comme les exanthêmes chroniques ou les maladies parasitaires, n'étant point susceptibles de revêtir le caractère épidémique, il ne peut en être question. Des autres, comme les exanthêmes aigus, comme la variole, la rougeole, la scarlatine, la miliaire, peuvent, en même temps, devenir épidémiques, et rentrent conséquemment dans le cadre des affections épidémico-contagieuses, sur lesquelles surtout nous allons nous appésantir. Quant à la peste, nous l'avons déjà dit, dans ses rapports avec la quarantaine, nous en parlerons plus loin.

Nous arrivons donc aux maladies épidémico-contagieuses ou infectieuses, comme le choléra, la fièvre jaune, la dysentérie, la fièvre typhoïde, auxquels il faut joindre la variole, la scarlatine, la rougeole, etc., affections desquelles, dans tous les ports d'Europe, nous cherchons à nous garantir au moyen des quarantaines.

Or, contre ces sortes de maladies, mon but est de soutenir que les quarantaines, telles qu'elles sont constituées aujourd'hui, sont : 1° illusoires ; 2° inutiles et même susceptibles d'aggraver les accidents.

I.

Je dis d'abord que contre ces maladies et toute autre disposée à revêtir le caractère épidémico-contagieux, les quarantaines sont illusoires. Il est d'observation, pour tous les épidémiologues, que les épidémies ont toujours pérégriné de l'Est à l'Ouest. Ainsi, en 1832, le choléra nous arrivait de la Perse, et avait parcouru successivement la Russie d'Asie, la Russie d'Europe, la Pologne, l'Allemagne, avant d'arriver en Hollande, en Belgique et en France. En 1849, il provenait de la Russie et avait suivi à peu près les mêmes étapes. C'est de l'Orient qu'est venue la peste qui a désolé le midi de la France, à une époque déjà éloignée. Si la fièvre jaune, au lieu d'être endémique dans une partie de l'Amérique, l'était sur les bords de la mer Caspienne, il y a longtemps que nous en serions les victimes. En 1822, elle tenta de se montrer à Barcelone et dans les environs de cette ville, et n'atteignit point le reste de l'Espagne. En 1862, la France fut consternée, à la nouvelle de l'invasion à St-Nazaire d'une maladie qui semblait être sortie des flancs d'un navire nouvellement arrivé d'un pays à fièvre jaune, et qui avait quelques caractères de cette dernière maladie. Mais cette affection fut étouffée aussitôt, beaucoup plus promptement que ne l'est autour de nous, quoique née dans notre pays, la fièvre typhoïde en plus d'une circonstance.

Il y a une raison à cela, c'est que les affections épidémico-contagieuses qui nous arrivent de l'Est, nous gagnent de proche en proche par la transmission des miasmes d'habitations à habitations, d'individus, pour ainsi dire, à individus. Ainsi, on ne peut nier que la marche du choléra en 1831 et 1832, par les transports de troupes Moscovites de la Perse, où la guerre avait lieu, à la Pologne où les appelait une nouvelle révolution, et en 1849 par la marche de ces mêmes troupes russes du Caucase, aux frontières de cette même Pologne qui, les armes à la main, réclamait, encore une fois, son affranchissement ; on ne peut nier, dis-je, qu'en vertu de ces circonstances, l'arrivée du choléra n'ait été devancée.

S'il est donc bien reconnu que les épidémies marchent constamment de l'Est à l'Ouest, aujourd'hui que la grande industrie des chemins de fer a rendu si faciles les communications de peuple à peuple, c'est donc par la voie terrestre qu'elles nous arriveraient. Or, les quarantaines actuelles imposées aux navires ne nous garantissent pas contre elles ; aussi, sont-elles complètement illusoires. Etablira-t-on des quarantaines terrestres ? Dans cette hypothèse, pendant qu'on se gardera en Belgique, on sera moins rigoureux du côté des provinces du Rhin ; tandis que la Suisse prendra des précautions contre les voyageurs venant des provinces suspectées, l'Italie les laissera passer. Formera-t-on des cordons sanitaires ? On sait qu'ils n'ont jamais servi qu'à la politique de l'époque qui ordonnait leur création.

II.

L'invasion des épidémies par l'Est, la facilité et la célérité des communications entre les peuples contigüs, rendent donc les quarantaines illusoires. Je dis plus, je soutiens qu'elles sont inutiles et mêmes susceptibles d'aggraver les épidémies. C'est ce que je vais m'efforcer de prouver.

De deux choses l'une : ou le miasme de la maladie qui

règne à la Havane, à la Côte-Ferme, à la Nouvelle-Orléans, qu'elle s'appelle fièvre jaune, dysentérie, choléra, variole, n'est point susceptible de transmission dans notre climat, après avoir franchi les mers et avoir été balloté par les vents, et alors les quarantaines deviennent inutiles. Eh ! ne serait-on pas tenté de le croire, puisque depuis cinquante ans de paix maritime, des milliers de navires sillonnent les mers, des rives de l'Afrique, de l'Asie, de l'Amérique, en Angleterre, en Hollande, en France, etc., et jamais l'on n'a eu à signaler que la fièvre jaune d'Espagne en 1822 et à St-Nazaire, en 1862, cette autre maladie, soi-disant importée qui, l'une et l'autre, pourraient fort bien être une de ces modifications de la fièvre pernicieuse ou de la fièvre typhoïde, dont il y a tant d'exemples.

Ou bien ces maladies sont susceptibles d'être transmises, et alors j'ose avancer que le régime des quarantaines serait plutôt propre à faciliter leur propagation. Nous ne sommes plus au temps des longues navigations. Aujourd'hui les steamers viennent en Europe, de New-York en dix jours, du Brésil en vingt jours, de la Vera-Cruz dans le même espace de temps. Nos navires à voiles, dans la mesure d'une puissance plus restreinte, participent à cette célérité extraordinaire. Supposons un de ces navires partant d'un pays contaminé, soit par la fièvre jaune, soit par la dysentérie, soit par la variole : au moment de son départ, nul des marins qui composent son équipage n'était malade, sinon le capitaine, ne pouvant consentir à embarquer un homme malade, eut différé son départ ou l'eut laissé dans la colonie. Admettons encore qu'un ou plusieurs hommes de l'équipage, dans l'incubation de la maladie au moment du départ, soient frappés après quelques jours de navigation. La durée de la fièvre jaune est de six à dix jours, celle de la dysentérie et de la variole excède souvent vingt jours. Voilà donc cet homme ou ces hommes fréquemment arrivés sur nos côtes européennes avant l'issue de la maladie.

A peine arrivés (nous raisonnons ici dans l'hypothèse de la

suppression des quarantaines) ces malades sont extraits du logement où ils n'avaient ni l'air, ni la lumière suffisants, sont exposés au contact d'une atmosphère pure et déposés le plus souvent à l'hôpital du lieu dans des pavillons isolés (1) séparés de toute habitation, n'ayant de communication d'aucun genre avec les autres salles de l'établissement, ou bien à la campagne dans des logements prévus ou imprévus, mais accommodés pour la circonstance, complètement isolés comme les premiers.

Qui peut nier que dans ces conditions, avec la joie qu'éprouve le marin ou le passager de se revoir à terre, de revenir souvent près des siens, avec lesquels il ne tardera pas à communiquer, le malade ne se trouvât dans de bonnes dispositions pour guérir, et ne serait-il pas plus facile d'établir autour de lui tous les moyens de préservation, quand ces moyens eussent nécessairement échoué s'il était resté confiné dans les flancs insalubres d'un navire ?

D'un autre côté, l'autorité n'ayant plus à s'occuper que de ce dernier, ordonnerait l'ouverture des panneaux de la cale, l'exposition à l'air de la couche supérieure des marchandises, dût-on les recouvrir de prélarts pour les garantir de l'humidité, la ventilation du logis de l'équipage. Puis, après le déchargement des marchandises, qui serait fait avec célérité, seraient mis en usage les lotions des parois de toutes les parties du navire avec une solution de chlorite de chaux et les fumigations dans la cale et dans les cabanes, au moyen du

---

(1) Il est question ici de ces pavillons isolés, comme le demandait tout récemment la commission prise dans le sein de la Société de Médecine des hôpitaux de Paris, dans son rapport en date de septembre 1861, qui devraient exister dans tous les hôpitaux, afin d'y déposer les malades atteints d'affections graves susceptibles d'être transmises, et principalement les individus atteints de la variole, maladie que, dans les salles communes, on a vue souvent être communiquée aux convalescents d'autres maladies, voisins du lit des varioleux, et faire parmi eux de regrettables ravages.

chlore abondant obtenu par le mélange de Guyton-Morveau, moyen énergique, mais qui n'est praticable, à cause de l'âcreté des vapeurs, que dans les lieux où personne ne réside. Comme moyen plus radical encore, on pourrait employer le mode de carbonisation intérieure, proposé récemment par M. de Lapparent, directeur des constructions navales, qui a sur l'émanation du chlore, l'avantage de ne point oxider les ferrures intérieures, comme le fait ce dernier. Les marchandises, avant d'être emmagasinées, resteraient exposées dans des hangars aérés, les calles resteraient jour et nuit ouvertes, pendant plusieurs jours, avant de commencer le rechargement.

A la place de ce navire entouré de ces sages et rationnelnelles précautions, mettons-en un autre sortant d'un port contaminé et ayant perdu des hommes durant la traversée ou renfermant encore des malades à bord, soumis, par conséquent, au régime d'une quarantaine plus ou moins longue. Nous voulons bien supposer que ce navire restera isolé convenablement, ce qui n'a pas toujours lieu, puisque nous avons souvent vu des quarantaines de six ou huit jours passées, le navire restant dans le bassin commun aux autres bâtiments, à une distance de cent mètres tout au plus de ces derniers. Ou les malades resteront à bord, ou ils seront transportés dans les lazarets, dont il existe encore quelques-uns en Europe.

Dans le premier cas, les malades resteront nécessairement enfermés dans le logis de l'équipage, à moins qu'ils ne soient passagers ou officiers à bord du navire, auquel cas ils sont dans des conditions un peu moins mauvaises. Or, qu'appelle-t-on le logis des matelots? un espace très circonscrit, contenant entassés douze, quinze, vingt individus, quelquefois plus, mal éclairé, où l'air se renouvelle avec une difficulté extrême, où les fumigations, véritablement profitables, comme celles de Guyton-Morveau, ne peuvent avoir lieu, à cause de la susceptibilité bronchique des malades et même de ceux qui se portent bien. Dans cet espèce de réduit, aucun moyen n'existe pour le dégagement des miasmes engendrés par la maladie. L'exhalaison qui se fait constamment de ces miasmes devient une aggravation pour le pauvre patient, et un poison pour celui qui résiste encore auprès de lui.

Dans le second cas, les malades seront déposés dans un lazaret. Quel avantage a ce lazaret sur le pavillon, dont j'ai parlé plus haut ? l'un, c'est le pavillon, favorise la dissémination des malades, qui est tant à rechercher dans les maladies infectieuses, et ouvre la voie au choix d'un lieu sain, en pleine campagne ; l'autre, pourvu que les malades soient nombreux, expose à l'encombrement et ne peut se dispenser d'être près la côte où se trouve le navire qu'il dessert, dans un lieu humide et souvent marécageux.

Que fera-t-on, d'ailleurs, du reste de l'équipage qui, jusqu'ici, n'a point participé à la contagion ? Renfermé au lazaret, il se trouve exposé aux mêmes émanations putrides qu'il partageait auparavant, et augmente l'encombrement. Resté à bord, il se trouve dans des conditions hygiéniques déplorables, le navire, quoique délivré de ses malades, n'en conservant pas moins la somme d'effluves qu'ils y ont laissée et contre l'action toxique desquelles on ne peut faire que fort peu de chose, lorsqu'il faudrait *vider la maison* et renouveler complétement l'air.

Voilà donc des hommes exposés à être empoisonnés à tout instant ; quand, rendus à la liberté et à l'air pur, ils ne couraient aucun risque et n'en faisaient courir aucun à d'autres. Ce navire suspecté, d'ailleurs, il faudra bien, quelques jours après, l'admettre à la libre pratique. Qu'aura-t-on fait pour l'assainir? Les miasmes existant dans le logis de l'équipage et dans la cale seront restés ce qu'ils étaient, et se seront encore accrus de quelques jours d'absence de précautions et de moyens hygiéniques ainsi que de la présence des hommes et des objets pouvant les entretenir.

De ce que nous venons de dire, ne résulte-t-il pas que la mesure de la quarantaine est susceptible d'aggraver les progrès d'une épidémie, de quelque nature qu'elle soit? Si à ces dernières raisons nous joignons celles qui ont précédé et qui démontrent le côté inutile et illusoire de cet excès de précaution, la question des quarantaines, pour les autres ports de l'Europe autres que ceux de la Méditerranée, sera donc abandonnée pour toujours.

Ce que je viens de chercher à démontrer peut-il s'appliquer aux ports de la Méditerranée ? Ici la question est entourée de difficultés plus grandes. Le régime des quarantaines a prévalu à Marseille et dans les autres ports de la Méditerranée, parce que Marseille et ces autres ports ont des relations de tous les genres et de tous les jours avec le Levant, où la peste est endémique; parce que, surtout dans la première de ces villes, on n'a point encore oublié les ravages qu'à différentes époques reculées fit la peste importée dans la population. Mais en y réfléchissant bien, la question est élucidable, du moment qu'elle est envisagée avec sang-froid, pour les ports de la Méditerranée comme pour les autres ports de l'Europe. D'abord, disons-le, la peste d'Orient devient de moins en moins épidémique. Lors de la guerre de Crimée, les soldats français, anglais, piémontais, russes, ont subi les terribles rigueurs du choléra et du typhus. De la peste il ne fut question. Tous les jours les autres peuples de l'Europe se mêlent aux Orientaux, et ceux-ci se mêlent aux premiers ; les facilités de communication par la voie terrestre font que beaucoup d'Orientaux prennent cette direction pour se mettre en rapport avec l'Occident, et dès lors, les précautions prises par les ports de la Méditerranée deviennent illusoires. Elles pourraient être également inutiles, puisque rien, désormais, ne peut arrêter le mouvement plein de puissance et de célérité qui, de l'Orient à l'Occident, et *vice versa*, a lieu quotidiennement et augmentera encore, lorsque l'isthme de Suez n'existera plus. Elles peuvent même constituer un danger, en concentrant les miasmes, en en augmentant la somme par des mesures lentes et retardataires. Seulement, jusqu'au jour où la description de la peste sera bien en rapport avec les idées pathologiques actuelles et à la hauteur du progrès de la science du jour, que Marseille et les autres ports de la Méditerranée négligent encore moins que les autres ports de l'Europe les mesures d'assainissement et de préservation que j'ai développées plus haut.

Si, à ces raisons d'hygiène publique qui réclament la suppression des quarantaines, on ajoute celles dictées par les besoins du commerce, d'autres plumes plus compétentes que la mienne retraceront que le régime des quarantaines, en admettant qu'il fût moins fautif, ne serait praticable qu'autant qu'il fût exercé dans tous les ports d'Europe, et de la même manière, sans en excepter aucun ; que, pour la prospérité du commerce en général, il faut liberté, égalité pour tous, confiance et célérité.

Cette œuvre sur les quarantaines était terminée ; j'en avais fait la lecture dans une des séances de la Société Havraise d'Études Diverses, au mois de juin 1865, lorsque le choléra fit une nouvelle et terrible invasion en Europe. Cette invasion fut subite et non prévue. Il avait été importé en Egypte et en Turquie par des pélerins venant de la Mecque qui, là, y avaient communiqué avec d'autres pélerins arrivant des bords du Gange, berceau du choléra.

Les relations de nos ports du Midi, et principalement de Marseille, avec l'Orient, sont de tous les jours. Aussi du Caire et d'Alexandrie, le choléra fut vivement importé à Marseille. Il y fit de grands ravages, s'étendit aux villes voisines, vint frapper même Toulon, où les désastres qu'il occasionna ne furent pas moins considérables. Dans plusieurs autres localités il eut de la peine à s'installer. Mais Paris, avec ses 1,500,000 habitants, avec un grand nombre de quartiers qui laissent encore beaucoup à désirer sous le rapport hygiénique, lui ouvrit facilement ses portes : il y jeta la mort et la consternation. Jamais épidémie ne porta plus l'effroi au sein des populations ; c'est qu'aussi jamais épidémie n'avait été aussi rapide dans sa marche, aussi claire dans son mode d'importation. Il n'est point surprenant alors que toutes les idées de propagation, de transmission, d'infection, de contagion se réveillassent à la fois. Le mot cordon sanitaire n'avait rien qui effrayât ; la nécessité des quarantaines se réveilla dans beaucoup de têtes fortes, qui les avaient jusqu'ici rejetées avec empressement. Les voûtes mêmes de l'Institut retentirent de l'expression de quarantaine. Elle avait cessé d'être, même parmi les savants qui décorent ce lieu, un objet de répulsion. Beaucoup d'habitants du Midi en demandèrent la réinstitution dans toute leur rigueur ; d'autres sollicitèrent leur rétablissement, mais avec des modifications. Un médecin fort distingué qui, dans ces derniers temps, a écrit et parlé sur la nouvelle invasion cholérique avec la verve qui lui est habituelle, eut l'idée de créer en mer des pontons où seraient déposés les cholériques, et probablement aussi les individus qui auraient vécu avec eux, ou qui seraient supçonnés de venir d'un endroit contaminé. Comme si ces pontons en mer fussent possibles dans nos ports du Nord et de l'Ouest de la France, où les vents qui soufflent en côte, régnant les trois-quarts de l'année, ne leur permettraient pas de tenir la rade sans danger ; comme si ces pontons devaient être autre chose que des lazarets marins, véritables foyers d'infection, desquels s'échapperaient des miasmes qui, resserrés dans un espace étroit, attaqueraient et feraient périr tous ceux qui en approcheraient. Il arriverait à bord de ces pontons ce qui est arrivé à bord du steamer l'*Atalanta*. Lorsqu'il partit du Havre au commencement d'octobre, il avait quatre cents passagers, aucun n'avait même les prodromes du choléra, sinon leur embarquement n'eût point été autorisé, mais quelques-uns d'entr'eux avaient habité avec des cholériques. Après quelques jours de mer, le choléra se déclarait à bord, et au bout de quinze jours, quand le steamer arriva à New-York, il y avait eu à bord soixante cholériques, dont quinze avaient succombé. Le miasme cholérique, renfermé dans les flancs du navire, avait pris une acuité extraordinaire et une force d'expansion considérable.

L'auteur de la création des pontons, tout distingué qu'il soit, n'a pas songé à une chose : c'est qu'en supposant qu'on pût les créer, il faudrait bien un jour songer à rapatrier les malheureux qui pourraient encore exister à leur bord, et que, de ce jour, l'infection, fût-elle à l'état latent, comme elle l'était à bord de l'*Atalanta*, au moment de son départ du Havre, ne tarderait pas à se manifester quand elle serait transportée à terre, dans un autre milieu. L'incubation de 21 jours, à dater du dernier décès ou de la guérison complète du dernier cas de choléra, comme l'ont admise certains médecins étrangers, me paraît illusoire et peu fondée. Dans les diverses épidémies cholériques que nous avons traversées, ont eu lieu des recrudescences inexplicables d'une bien plus longue durée. On ne pourrait donc s'y fier.

Je ne saurais penser autrement : que la propagation du choléra a eu lieu, cette année, par les pélerins de la Mecque, qui l'ont importé en Egypte, et de cé pays, au moyen des communications aujourd'hui si faciles par la Méditerranée, de l'Orient dans nos ports du Midi de la France. Si le régime des quarantaines avait existé à Marseille dans toute sa rigueur, comme il était autrefois, cette ville eût-elle été garantie du choléra ? Je ne le pense pas. On sait, par ce qui s'est passé en 1832 et en 1849, pour les troupes moscovites, mélées aux nombreux défenseurs de la Pologne, par ce qui vient d'avoir lieu, cette année, pour les pélerins de la Mecque, que la propagation du choléra est d'autant plus active que les masses sont plus considérables. La quarantaine, soit en mer, soit dans un lazaret, qui favorise l'agglomération, souvent dans des conditions regrettables, doit avoir pour résultat nécessaire, infaillible, d'augmenter la dose des miasmes qui, en raison de leur volume et de leur acuité, finissent toujours par s'épandre ; la quarantaine, telle qu'elle est constituée aujourd'hui, est donc un mauvais moyen qui, pour préserver du choléra, n'offre pas la moindre garantie.

Il est une garantie de laquelle, en cas d'invasion cholérique, comme de toute autre invasion infectieuse, on ne tarderait pas, dans mon opinion, à apprécier les avantages, ce serait l'isolement dont j'ai parlé dans le cours de ce mémoire, des individus malades et même de ceux qui seraient suspectés. Pour le choléra, je ne saurais admettre même leur *relégation* dans les pavillons isolés d'un hospice, comme nous l'avons demandé pour la variole. Là encore nous craindrions les dangers de l'agglomération, quelque minime qu'elle parût être. Mon vœu serait pour l'éparpillement des individus malades et suspectés, dans des campagnes saines, isolées, et distantes les unes des autres, sans qu'aucun rapport entr'eux ne fut autorisé un seul moment.

Ainsi, pour me résumer, la récente invasion cholérique n'a rien changé aux idées que j'avais émises sur le régime des quarantaines. A mes yeux elles sont toujours illusoires, inutiles et souvent même pernicieuses. Bien loin d'arrêter les progrès du choléra, par l'agglomération qu'elles occasionnent, par la somme des miasmes qu'elles augmentent, elles ne sauraient que les favoriser. Pour rendre le miasme cholérique inerte, il faut le disséminer, le diviser à l'infini. Afin de prouver l'intangibilité des miasmes et en même temps leur existence, un médecin-orateur, le docteur Marchal (de Calvi) disait tout dernièrement ;

» Mettez un morceau de musc dans une chambre, l'air y
» sera imprégné et restera chargé de parfum, sans que, pen-
» dant des années, le morceau de musc perde de son poids,
» et vous ne trouverez dans cet air rien qui représente maté-
» riellement le doux et âcre arôme ; cet air sera exactement
» le même que celui du dehors, que l'air normal. » Qu'il me soit permis de poursuivre la comparaison pour ce qui regarde le même arôme, âcre et doux, suivant l'expression pittoresque de notre savant confrère. Ce milligramme de musc, répandu dans un appartement, flatte généralement l'odorat. A sa place déposez un gramme de la même substance, elle

produira des nausées et la céphalalgie. Ainsi du miasme cholérique : divisé à l'infini il n'a point d'action, il ne se fait point sentir ; concentré, resserré, accumulé, il annihile, il frappe à mort. L'éparpillement (et je tiens à ce mot) est la garantie la plus sûre, en même temps qu'elle est la moins préjudiciable aux intérêts généraux contre la propagation du choléra.

DE LA SOPHISTICATION DES DENRÉES ALIMENTAIRES

Par quels moyens pourrait-on empêcher la sophistication des denrées alimentaires de la manière la moins nuisible au commerce?

Si d'un côté le commerce demande, pour la facilité de ses transactions, qu'il soit dégagé autant que possible de toute entrave, d'un autre côté, la santé et la morale publique exigent que les denrées alimentaires soient conservées intactes pour le consommateur, et qu'il ne trouve pas un poison là où il vient chercher un aliment. Tous les jours, nous voyons en France punir de l'amende et même de la prison le cabaretier qui verse une nouvelle ration d'eau-de-vie à celui qui en a déjà trop pris, ou qui oublie de fermer son débit à l'heure réglementaire, mesures que nous ne blâmons pas, surtout la première, mais qui, néanmoins, portent une atteinte directe à la liberté de vendre, et ce débitant sera indemne de toute peine, quand, au lieu du verre d'eau-de-vie que demande le consommateur, on lui donnera un mélange d'alcool provenant du grain ou de la betterave, de caramel et d'essences corrosives ; quand à l'homme altéré par le travail qui sollicite un verre de vin ou une chope de bière, on servira un mélange affreux et dégoûtant, souvent rendu vénéneux par l'addition de sels de différentes espèces.

Aujourd'hui, il ne faut pas se le dissimuler, par les progrès de la chimie appliquée, on est parvenu à altérer à peu près toutes les substances dont l'homme se sert pour son alimentation, depuis le pain dont il ne peut se passer, jusqu'au sel qui sert de condiment indispensable à la nourriture. C'est donc un acte de nécessité et de moralité publiques que d'empêcher, autant que possible, cette sophistication générale.

La chose est difficile, même quand il faut atteindre le petit épicier et le simple débitant. Mais elle le devient bien davantage, lorsqu'il faut attaquer la sophistication en grand, à son principal foyer, chez les brasseurs, chez les fabricants d'huile, de vinaigre, chez les vendeurs en gros du sel, du poivre, du vin, des liqueurs, des sucreries, etc. Un double effort doit donc être tenté de la part de l'autorité, d'abord contre les marchands qui vendent au détail les objets d'alimentation, puis contre les fabricants et les vendeurs en gros de ces ortes de substances.

Un fait que j'ai été à même de constater depuis quelques années, comme l'un des inspecteurs des pharmacies de l'arrondissement, fonctions qui m'autorisent à visiter chez l'épicier les objets d'alimentation, c'est que depuis que ces visites sont plus étendues et plus minutieusement faites par le comité, les substances alimentaires sont généralement de meilleure qualité : le café ne contient plus de chicorée, l'huile d'olives a cessé d'être mélangée à l'huile d'œillette ; le poivre blanc n'est plus autant recouvert d'une couche de talc. Malheureusement ces visites ne deviennent profitables qu'à l'époque où l'on supçonne l'arrivée de la commission d'inspection ; elles sont illusoires aux autres époques de l'année et ont le grand inconvénient de ne pas s'étendre jusqu'aux débitants de liquides et aux confiseurs qui, eux aussi, vendent des produits pour l'alimentation. D'après ce que je viens de dire des succès qu'obtiennent les commissions de vérification, j'exprimerais le vœu que ces visites faites aujourd'hui en France par une commission prise dans le sein du conseil de salubrité, composée, dans chaque arrondissement de l'empire, d'un docteur en médecine et de deux maîtres en pharmacie eussent lieu tous les mois, peut-être même tous les quinze jours; qu'elles eussent lieu inopinément, à toutes les heures de la journée et sans être jamais attendues; qu'elles fussent encore plus étendues et plus complètes. Elles ne devraient point être bornées aux simples magasins d'épiceries; elles devraient être faites également chez les marchands de vin ou d'eau-de-vie, chez les brasseurs de cidre et de bière, chez les fabricants d'eaux minérales factices et de sirops, chez les confiseurs, etc., voire même chez les bouchers et chez les charcutiers, qui ne craignent pas de parer leurs viandes avec des sels qui quelquefois peuvent être nuisibles, ou vendent des chairs de mauvaise qualité. Depuis la découverte d'Owen et les travaux de Virchow et d'autres pathologistes allemands, on sait combien peut être dangereuse la viande de porc attaquée par un ver (trichinos spiralis) transmissible à l'homme par l'estomac.

Mais je l'ai dit plus haut. Si l'huile d'olives est souvent mélangée, si le vinaigre n'est souvent qu'une mixture non sans danger, où entre l'acide sulfurique dans des proportions notables, si le poivre blanc est recouvert d'une couche de talc, il faut faire remonter la responsabilité plus haut et l'élever jusqu'aux fabricants d'huile et de vinaigre, jusqu'aux expéditeurs en grand des denrées alimentaires. Si, de ces substances, comme l'huile et le poivre, quelques unes ont été trouvées de meilleure qualité, après les visites faites par les commissions d'arrondissement, c'est que, sur les représentations de ces dernières, des plaintes générales avaient été faites par les détaillants à leurs expéditeurs, et ceux-ci étaient devenus plus circonspects. C'est donc à cette source même qu'il faut attaquer le mal, qui est d'autant plus grand qu'il s'étend sur une plus vaste échelle. Il y a quelques années encore, toutes marchandises, dans de certaines conditions d'exportation d'un port à un autre, étaient, en France, marquées à la douane d'une estampille particulière qu'on appelait un *plomb*, sans laquelle elles ne pouvaient être admises; pourquoi les denrées alimentaires fabriquées ou vendues en gros, après avoir passé sous les yeux de la commission, ne seraient-elles pas scellées avec le cachet de cette même commission, qui serait le certificat de leur bonne qualité? Le sceau de la commission, pourrait être appliqué sur un grand nombre de barriques, de fûts ou de sacs à la fois. Si, au bout d'un certain temps, les marchandises non vendues, exigeaient, comme le poivre, par exemple, qui redoute les effets de l'humidité, une nouvelle exposition à l'air: sous les yeux de la commission, le scellé serait rompu et remis par elle, quand la marchandise rentrerait en magasin pour être exposée en vente.

Cette mesure serait applicable aux vins, aux cidres, aux spiritueux, aux caisses d'eaux minérales factices et de sirops, aux sucreries de tous genres.

Inutile il est de dire que les fonctions de commissaires pour la vérification des substances alimentaires, demandant beaucoup de temps, exigeant une grande énergie et une non moins grande probité, devraient être largement rétribuées. Celui dont la mission est de maintenir la force physique et la santé est non moins recommandable que celui qui a pour devoir d'entretenir dans la société les deux principes de sécurité et de moralité.

S'il est permis d'appeler l'application de peines sévères, c'est surtout contre ces industriels qui, dans un but de lucre frauduleux, n'hésitent pas à tromper la confiance générale, et souvent par l'effet de substitutions dangereuses, ne craignent pas de porter une atteinte profonde à la santé publique. La sophistication des denrées alimentaires est aujourd'hui un mal profondément enraciné dans le commerce. Pour le vaincre, sans porter atteinte à la liberté de ce dernier, afin de favoriser même la loyauté commerciale qui ne peut soutenir la concurrence avec la sophistication, il faut, de la part de l'autorité, de l'énergie, de la suite dans la détermination, une juste appréciation des hommes, et quelques sacrifices d'argent. Ainsi l'on arrivera à anéantir presque complétement cette frelaterie insidieuse et perfide, si préjudiciable aux intérêts de la probité et à la santé des masses.

DE L'UTILISATION DES MATIÈRES FÉCALES AU PROFIT DE L'AGRICULTURE.

Comment peut-on, dans les grandes cités coupées de rivières et de canaux, utiliser les matières fécales au profit de l'agriculture, sans nuire à la santé des habitants ?

Il n'y a pas longtemps, et cela existe encore dans la plupart des villes placées sur le bord des rivières et des canaux, on trouvait tout naturel de déverser dans leur courant toutes les matières fécales provenant d'une population plus ou moins nombreuse, au risque d'infecter ou de corrompre les eaux de la rivière ou du canal. Dans les villes moins favorisées, loin des cours des rivières et des canaux, on construisait des fosses dites *perdues*, desquelles on eût bien désiré n'avoir plus à s'occuper. Mais tout à coup on sortait forcément de cette inertie à cause d'émanations fétides qui s'étendaient au loin. On allait à la source de ces émanations, et l'on trouvait un énorme dépôt de matières fécales, dont les parties liquides avaient filtré sous les fondations des habitations voisines. Ce dépôt, en s'amoncelant, pouvait finir par pourrir les charpentes les plus voisines du sol et par compromettre l'existence de la maison et de celles qui l'avoisinaient. C'est ce qui arriva, il y a quelques années, dans un vieux et très-populeux quartier du Havre. Dans une maison assez importante existait une fosse de ce genre. Elle était là depuis bien des annés, se remplissant toujours, sans éveiller nullement l'attention du propriétaire qui aimait probablement à croire que la chose se passerait toujours ainsi. Mais grande fut son erreur ! Depuis assez longtemps des odeurs fétides devenaient intolérables pour le voisinage ; des plaintes furent faites à l'autorité qui y fit droit en tentant de rechercher la cause de ces émanations ; on découvrit alors, dans le sous-sol, des filtrations abondantes qui s'étendaient fort au loin, et, de proche en proche, on arriva à une fosse immense complétement remplie, ayant pourri toute la charpente inférieure de la maison. Cette fosse fut vidée en partie et interdite. Comme on fut obligé de renouveler toute la charpente inférieure, la réparation devint considérable. Elle fut néanmoins faite à temps. Un peu plus tard, les supports des planchers de la maison complétement pourris, la maison s'abîmait, entraînant peut-être celles qui l'avoisinaient et un grand désastre pouvait avoir lieu.

D'autres fois, comme cela se passa tout récemment à Étretat et à Dieppe, ports situés sur le bord de la mer, des fosses *perdues* ayant été pratiquées, il ne tarda pas à s'en suivre des filtrations abondantes. Au moment du flux de la mer, une portion des eaux salées pénétrant dans le sous-sol venait communiquer avec le dépôt de matières fécales, et, au moment du reflux, en entraînait une grande partie. Devenues fétides, elles corrompaient l'eau des sources et des puits environnants; des réclamations eurent lieu, et, en faisant cesser la construction des fosses, on fit cesser la corruption des eaux qui alimentaient les puits.

La conduite des matières fécales dans le courant des eaux et des rivières au moyen de tuyaux ou d'égouts ou dans des fosses *perdues* non étanchées, présente donc de grands inconvénients. En Angleterre (1), on dispose les maisons de ville de manière que toutes les immondices, déjections et eaux ménagères soient conduites d'un tuyau de chute dans un conduit en grès, à forte pente, partant de chaque habitation, lequel, à son tour, les déverse dans l'égout passant au milieu de la rue avoisinante et qui vient déboucher dans le fleuve. C'est ainsi, du moins, que la

(1) Voyez Freycinet, *Hygiène industrielle en Angleterre (Ann. d'hyg. Publ.*, 1865, 2e série, t. XXIII, p. 59).

chose se passe à Londres et dans les autres villes situées sur le bord des fleuves et des rivières. Tous ceux qui ont visité la capitale de l'Angleterre, n'ont point oublié l'état infect dans lequel ils ont trouvé la Tamise. Une maladie épidémique grave ayant sévi dans cette cité, il y a quelques années, on en attribua la cause à la corruption des eaux de la Tamise, corruption due au genre de *drainage* de la ville. C'est ainsi qu'on appelle le système de déverser les immondices de chaque maison dans l'égout principal qui vient aboutir au fleuve.

Mais ces inconvénients que nous venons de relater, tout graves qu'ils soient, ne sont pas uniques. En conduisant le produit des déjections dans les eaux de la Tamise ou de tout autre fleuve, rivière ou canal, ou en l'enfouissant dans les fosses, on prive l'agriculture de cet engrais, dit *engrais humain*, si précieux, si abondant, qui doit captiver aujourd'hui l'attention de tous ceux qui ont en vue la plus grande production de la terre. « Il est déplorable, a dit le profes-
» seur Moll, il y a déjà longtemps, que la France, qui ne
» produit pas sa subsistance, qui importe jusqu'à des en-
» grais du dehors, laisse perdre tant de matières fertili-
» santes dont elle pourrait disposer et notamment la plus
» riche, la plus précieuse de toutes, l'*engrais humain*. »
Dans un langage non moins vrai, mais plus pittoresque, Victor Hugo ne s'était-il pas écrié : « Ce tas d'ordures des
» coins des bornes, ces tombereaux de boue cahotés la nuit
» dans les rues, ces affreux tonneaux de la voirie, ces fé-
» tides écoulements de fange souterraine que le pavé nous
» cache ; savez-vous ce que c'est? C'est la prairie en fleurs,
» c'est de l'herbe verte, c'est du serpolet, du thym et de la
» sauge, c'est du gibier, c'est du bétail, c'est le mugisse-
» ment satisfait des bœufs ; le soir, c'est du foin parfumé,
» c'est du blé doré, c'est du pain sur notre table, c'est du
» sang chaud dans nos veines, c'est de la santé, c'est de la
» joie, c'est de la vie. » Et, plus loin, « la statistique a cal-
» culé que la France à elle seule fait tous les ans à l'Atlan-
» tique, par la bouche de ses rivières, un versement d'un

» demi-milliard. Notez ceci, avec ces 500 millions on paye-
» rait le quart des dépenses du budget. L'habileté de
» l'homme est telle qu'il aime mieux se débarrasser de ces
» 500 millions dans le ruisseau. C'est la substance même
» du peuple qu'emportent ici goutte à goutte, là à flots, le
» misérable vomissement de nos égoûts dans les fleuves et
» le gigantesque ramassement de nos fleuves dans l'Océan.
» Chaque hoquet de nos cloaques nous coûte 1000 francs. A
» cela deux résultats, la terre appauvrie et l'eau empestée ;
» la faim sortant du sillon et la maladie sortant du fleuve. »

Devant un mal si profond et si largement exprimé, il est assez bizarre que ce soient les Chinois qui deviennent nos maîtres. Tous les jours, le paysan chinois remporte de la ville, au moyen de seaux pendus à un bambou, tous les genres d'immondices que cette ville peut produire. Aussi la Chine se suffit-elle à elle-même et n'a pas besoin du concours des autres pays pour nourrir ses innombrables enfants.

En Europe, aujourd'hui, on commence à s'occuper sérieusement de l'*engrais humain*. Bien des tentatives ont lieu, bien d'autres restent à faire. Mais le progrès se réalisera, et bientôt on signalera les cités qui, exceptionnellement et par une fatale négligence, laissent de côté cette richesse si facile.

C'est au concours de plusieurs savants et surtout de M. le professeur Moll, qui n'a pas craint de surmonter tous les dégoûts, qui n'a pas balancé de joindre l'exemple au précepte, en opérant des essais sur des terres qui lui appartenaient, qu'on doit déjà d'excellents résultats.

La fabrication de la poudrette était déjà un progrès. Mais la poudrette devra céder la place à l'emploi des matières fécales elles-mêmes. « Elle n'utilise, dit M. A. Mar-
» quis (*Revue agricole, industrielle, littéraire et artistique* de
» Valenciennes, avril 1864), que la matière solide en sus-

» pension, et non-seulement cette matière est en très faible » proportion, puisqu'un homme, d'après les expériences » de MM. Barral et Valentin, produit par jour 1kil,635 d'u- » rine et seulement 0kil,166 de matières fécales qui, trans- » formées en poudrette, se réduisent au cinquième, soit » 33 grammes, mais encore elle est moins riche que les » urines en substances azotées, phosphatées et alcalines. » Déchet trop considérable pour se livrer seulement à l'emploi de la poudrette, malgré les services qu'elle a rendus à l'hygiène ; déchet qui augmentera encore, avec l'usage que prend chaque ville, d'une plus grande abondance d'eau qui en amènera nécessairement, en raison des lois de propreté plus fidèlement observées dans les latrines, soit publiques, soit privées, une plus grande quantité mélangée aux vidanges.

La livraison de l'engrais humain à l'agriculture, toutes les fois qu'elle sera possible, sera donc un moyen bien préférable. Or, aujourd'hui, avec les facilités de navigation sur les fleuves, les rivières, les canaux, avec la promptitude du transport par chemin de fer, avec l'existence de ces voies ferrées dans tous les coins et recoins bientôt de l'Europe entière, il n'est pas de localité, quelque éloignée des villes qu'elle soit, qui ne puisse jouir du bienfait de la richesse de cette sorte d'engrais.

Déjà, M. Moll use d'un bateau qui transporte en vrac les vidanges de Bondy au pont de Vilpinte, distance 10 kilomètres.

A Paris, M. le prefet de la Seine fait transporter par le chemin de fer les vidanges de la capitale, et, à cet effet, l'ingénieur, M. Gargan, a fait construire un wagon-citerne d'une contenance de 10 mètres cubes.

C'est encore mieux à Lyon. « Cette ville importante », et je ne puis mieux faire que de transcrire ici ce qu'en dit M. A. Marquis *(loc. cit.)*, « s'est entendue avec les com- » munes du voisinage qui se sont toutes associées et ont

» formé un syndicat qui sert ainsi d'intermédiaire entre les » propriétaires citadins et les cultivateurs. Un entrepreneur » se charge de désinfecter et de fournir les appareils d'ex- » traction, ainsi que l'ouvrier nécessaire pour en diriger » l'emploi à raison de 75 centimes par mètre cube. Les » cultivateurs exécutent le travail et se fournissent de ton- » neaux roulants tous établis sur le même modèle.

» Lyon retire de cette organisation un revenu net de » 200,000 francs par année, en même temps qu'elle fait » profiter l'agriculture de l'engrais précieux et qu'elle con- » serve aux eaux des deux fleuves qui la baignent toute leur » pureté. Triple avantage que bien des villes devraient s'ef- » forcer d'obtenir. »

Le Havre, ville d'une grande importance aujourd'hui, puisque, le commerce aidant, elle contiendra bientôt 80,000 habitants ; le Havre, dis-je, a un service de vidanges organisé d'une manière satisfaisante, puisque là elles ne sont point jetées à la rivière et qu'elles profitent à l'agriculture. A part quelques fosses *perdues* (j'ai signalé le grave inconvénient d'une de ces fosses au commencement de cet article), dont il existe peut-être encore quelques-unes dans l'ancienne ville, avoisinant l'entrée du port, on en est au Havre au vieux système des tinettes et des fosses murées et cimentées qui laissent beaucoup à désirer, mais qui est encore le meilleur, puisqu'il permet à l'agriculture de recueillir ce produit précieux. Dans la plupart des maisons, on trouve, pour les locataires de chaque étage, une tinette placée le plus souvent au bas du logis. Cette tinette pourrait être enlevée chaque jour ; mais fréquemment le vidangeur ne l'emporte que lorsqu'elle est pleine, toutefois après avoir dû la désinfecter. Ces tinettes sont placées sur de grands charriots qui les transportent à plusieurs kilomètres de la ville, dans des dépôts qui, nouveaux Bondy ou nouveaux Montfaucon, quoique placés dans des endroits isolés, mais cependant abordables, puisque y doivent arriver les lourdes voitures des cultivateurs, et, quoique assujettis à l'emploi des désinfections préalables, suscitent continuellement des plaintes nombreuses et pressantes, non pas autant à cause d'une insalubrité justement contestée par Parent-Duchâtelet (1), Pâtissier (2) et M. le professeur Tardieu (3), qu'à cause de leur dégoûtante incommodité. D'autres maisons plus confortables ont une fosse fixe, murée et cimentée à laquelle viennent aboutir les tuyaux de chaque étage. Lorsqu'une de ces fosses, dont la capacité est plus ou moins considérable, est remplie, le vidangeur vient la nuit la vider, non sans danger pour lui, comme cela s'est vu, lorsque toutes les précautions ne sont pas bien prises; le produit liquide de la fosse est jeté à la rue et vient tomber dans les égouts; le produit solide est recueilli dans des tinettes et transporté aux dépôts. Deux inconvénients ressortent de ce système : d'abord, la perte des liquides qui, avant d'être déversés dans les égouts, laissent des exhalaisons infectes sur la voie publique; en second lieu, le dégoût qui résulte, la nuit comme le jour, de la vue de ces charriots mal et salement tenus qu'il n'est pas rare de voir se disloquer subitement au milieu d'une rue et déposer sur le pavé un contenant que, sous tous les rapports, on aimerait mieux trouver à un mètre au-dessous du sol, dans tous les cas, laissant sur leur passage des traînées d'odeurs infectes. Ces inconvénients ne laissent pas d'être grands. Il ne serait pas, cependant, difficile qu'il en fût autrement. Au Havre, vient aboutir un fleuve immense qui cotoie une grande partie de l'arrondissement. Au double chemin de fer du Havre à Rouen et à Fécamp, viennent correspondre, soit directement, soit par de courts trajets, toutes les autres communes de l'arrondissement. Un bateau

---

(1) Parent-Duchâtelet, *Rapport sur les améliorations à introduire dans les fosses d'aisances* (*Ann. d'hyg. publ*. t. XIV, p. 258).

(2) Patissier, *Traité des maladies des artisans* d'après Ramazzini. Paris, 1822, p. 128.

(3) Tardieu, *Dictionnaire d'hygiène publique*, 2e édition. Paris, 1862, t. II, p. 297, art. FOSSES D'AISANCES.

fixé dans un endroit peu fréquenté de l'avant-port recevrait, le soir et la nuit, le produit des tinettes et profiterait de la marée qui revient périodiquement chaque nuit, pour quitter le port, remorqué comme nos bateaux à vase par un bateau à vapeur, remonter la Seine aux rives de laquelle il distribuerait aux cultivateurs la somme d'engrais qui leur conviendrait. Pendant ce temps, un wagon-citerne, comme celui qui dessert la Compagnie de l'Est, ne pourrait-il pas se détacher de la gare du Havre et aller jusqu'aux confins de l'arrondissement, distribuer à chaque instant le produit qu'il recélerait. Comme à Lyon, la ville du Havre, qui de même que la plupart des villes de France, verrait avec plaisir ses revenus augmenter, ne pourrait-elle pas contracter son marché avec les cultivateurs devenus trop heureux de n'avoir pas, pour chercher leur engrais, à se déplacer au loin et à perdre ainsi tout le bénéfice d'une journée.

« Mais la fosse étant fixe ou immobile, dit encore M. Mar-
» quis, le moyen d'extraction actuel n'est point un état nor-
» mal ; il ne remplit pas toutes les conditions de salubrité
» voulues, et il ne répond pas à cette grande loi de rendre
» à la culture l'intégralité de l'engrais humain. »

Il était assez juste que les Anglais, et principalement les nombreux habitants de Londres qui souffrent le plus, et de l'infection des rivières par les immondices et de la déperdition énorme de cet engrais pour la prospérité de l'agriculture, fussent les premiers à modifier un pareil état de choses. Aussi, en Angleterre, bien des moyens plus ou moins heureux ont été présentés à l'attention publique, et parmi les plus ingénieux comptons celui de M. Chadwick qui se rallie au grand égout collecteur de Londres, recevant les matières de cette immense cité, mais qui veut que ces matières, au lieu de venir empoisonner la Tamise, soient refoulées par une ou plusieurs conduites dans la campagne, se divisant en canaux souterrains plus étroits, munis de distance en distance de bouche d'arrosage venant affleurer à la surface.

Laissons le temps et l'expérience se prononcer sur le *système tubulaire* de M. Chadwick qui, dit-on, a déjà réussi dans plusieurs contrées de l'Angleterre. — Ces deux grands contrôleurs, le temps et l'expérience, ont déjà dit leur mot et se sont défavorablement prononcés sur l'usage des appareils séparateurs, qui ne sont pas sans danger, et contre l'addition du lait de chaux aux vidanges, qui altère la valeur de l'engrais. Pour le moment, rattachons-nous avec M. le professeur Moll à un moyen simple qui ne cesse de rendre de grands services, à l'emploi de la terre sèche comme absorbant et désinfectant.

« Quoiqu'en disent nos voisins, dit ce savant agronome, » ce moyen n'est pas neuf. Il y a longtemps que l'on con- » naît les propriétés absorbantes de l'argile et de l'humus » et qu'on en fait usage. La fabrication du noir animalisé » qui fit tant de bruit dans le temps, reposait en partie » sur cette propriété. Seulement, l'inventeur, M. Salmon, » afin d'accroître l'action absorbante de la terre, choisis- » sait de préférence celle qui était la plus riche en matières » organiques. Il la soumettait à une espèce de cuisson dans » des cylindres creux, de façon à transformer en charbons » la totalité de ces matières. Ce charbon, réparti dans toute » sa masse en parcelles d'une extrême ténuité, agissait, » comme on le pense bien, avec une très-grande puissance. » Mais sa présence n'est pas indispensable. J'ai constaté » bien souvent que de la terre argileuse, simplement dessé- » chée et émiettée ou, mieux encore, brûlée à l'air libre, » comme cela se fait dans l'écobuage, agissait aussi avec » beaucoup d'efficacité.

» Les Anglais pourraient tout au plus revendiquer le » mode d'application. Au lieu de n'ajouter la terre qu'après » l'extraction des matières, ils la mettent dans les lieux » mêmes, à mesure que la vidange y est déposée ; elle sert, » par conséquent, à assainir la maison.

» Mais cette méthode n'est pas plus nouvelle que le prin-

» cipe. Elle est connue et généralement employée depuis des » milliers d'années en Chine. Il y a douze ans que je m'en » suis servi dans ma ferme, moins pour enlever la mauvaise » odeur que pour empêcher toute déperdition de sub- » stances fertilisantes, ainsi que pour mettre immédiatement » l'engrais sous une forme qui offrît le plus de facilité pour » l'emploi et inspirât le moins de répugnance aux ouvriers. » J'ajouterai que le récipient était non pas une fosse fixe, » mais un grand baquet couvert qu'on vidait facilement.

» Je crois qu'avec des fosses fixes et même avec nos » fosses mobiles ordinaires, d'une capacité de 250 litres » environ et n'ayant qu'une ouverture circulaire de $0^m,20$ de » diamètre, ce moyen ne serait pas applicable. L'extraction » présenterait des difficultés très-grandes, car la terre se » tasse fortement; de plus, la masse à transporter serait » énorme.

» On atténuerait ces difficultés, sans cependant les dé- » truire, en employant de la terre préparée suivant la mé- » thode Salmon, ou, comme le conseille M. Maxime Pau- » let (1), de la terre mélangée à du poussier de charbon ; il » en faudrait moins, et elle ne tasserait pas autant...

» Quelle proportion de terre faut-il ? Cela dépend néces- » sairement de la nature de celle-ci. J'employais en volume » à peu près une fois et demie de terre, c'est-à-dire environ » 60 litres pour 35 à 45 litres de vidange, et M. Salmon n'en » mettait qu'un peu plus de moitié, mais sa terre était plus » riche en charbon que la mienne.

« J'ai reconnu qu'à la dose indiquée, la terre *écobuée* enle- » vait presque toujours l'odeur instantanément, tandis que » la même terre (argilo-sablonneuse) simplement desséchée

(1) Paulet, l'*engrais humain*, 2e édition, Paris.

» au soleil, la laissait subsister, mais faible, plus ou moins
» modifiée. »

Inutile il est de dire que ce mélange de terre à la matière fécale n'altère en rien la valeur de cette dernière comme engrais. Les expériences faites à ce sujet par M. Moll et par d'autres agriculteurs sont probantes et incontestables.

Il résulte de l'étude que nous venons de faire des différents moyens employés ou proposés pour faire profiter l'agriculture de l'engrais dit humain :

Que les rivières ou les canaux existant dans les grandes cités ne doivent, en aucune circonstance, servir de déversoir pour les matières, et qu'on ne peut et ne doit les utiliser que comme facilité de transport de ces matières dans les diverses localités qu'elles arrosent ;

Qu'il ne faut pas perdre de vue l'état de la Tamise empoisonnée par les déjections qui y arrivent de tous les coins de Londres, et qu'il est contraire à toutes les lois de l'hygiène publique de laisser ainsi exposées à la corruption les eaux d'une rivière ou d'un canal, et à toutes les lois d'une bonne économie de perdre ainsi bénévolement un produit aussi riche et aussi précieux ;

Que le système tubulaire, quoique ayant subi une application heureuse dans quelques contrées de l'Angleterre, n'a point encore été assez étudié et entraîne d'ailleurs à des dépenses tellement considérables que peu de villes en France seraient aptes à les supporter ;

Que les fosses *perdues* deviennent tôt ou tard des foyers infects d'émanations putrides ; que, par les infiltrations auxquelles elles donnent lieu, elles peuvent empoisonner l'eau des sources et des puits environnants ; qu'elles peuvent même compromettre, comme cela s'est vu, les assises des bâtiments ;

Qu'il faut revenir au système primitif des fosses mobiles ou tinettes et des fosses fixes ; que de ces dernières, les fosses sur terre, sont préférables aux fosses sous terre ; mais que, dans tous les cas, les fosses fixes doivent être murées, cimentées, étanches et suffisamment aérées ;

Que partout où existent des canaux et des rivières, ces canaux et ces rivières doivent être utilisés pour le transport des bateaux chargés du produit des fosses et permettre de les distribuer aux communes riveraines ;

Qu'aujourd'hui que la France, la Belgique, l'Angleterre, la Hollande et bien d'autres pays sont sillonnés de chemins de fer, rien n'empêche que chaque nuit sortent des gares des wagons-citernes allant à toutes les stations déposer l'engrais humain, pour être aussitôt transporté dans les campagnes environnantes ;

Qu'il est à désirer que dans chaque département, il se forme, comme à Lyon, un syndicat pour favoriser avec économie, et à l'avantage de la salubrité et de l'agriculture, la prompte dissémination des matières de la ville dans les pays ruraux ;

Qu'il faut encore garder les grands dépôts de matières fécales, comme il en existe près Paris, le Havre et beaucoup d'autres villes, desquels on ne peut se passer pour les besoins actuels de l'agriculture ; mais qu'il y a lieu d'espérer que, d'un côté, la facilité et l'économie des transports, d'un autre, le perfectionnement des conduits souterrains aidant, on pourra un jour en être délivré ;

Qu'au reste, les transports, le séjour même de l'engrais humain, perdent beaucoup de leur inconvénient aujourd'hui qu'au moyen de la terre desséchée, émiettée, pourvu qu'elle soit argileuse, ou bien torréfiée d'après le procédé de M. Salmon, ou bien encore mélangée avec du charbon, comme le demande M. Maxime Paulet, on peut le désinfecter à l'instant même ;

Qu'il faut s'étudier, par des procédés simples, à faire commencer cette désinfection au moment où la matière tombe dans la fosse ;

Que, dans ce moment où les études chimiques se portent vers la découverte de désinfectants nouveaux, il est permis de croire qu'au sulfate de fer, déjà connu pour cette éminente propriété, on trouvera à ajouter d'autres sels, peut-être encore plus actifs que ce dernier, pour la désinfection instantanée et qui, comme lui, ne pourront porter aucune atteinte préjudiciable aux rendements et aux produits de l'agriculture.

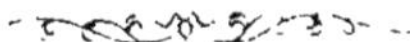

Havre—Imp. Lepelletier. pl Louis-Philippe

www.ingramcontent.com/pod-product-compliance
Ingram Content Group UK Ltd.
Pitfield, Milton Keynes, MK11 3LW, UK
UKHW020401250726
13967UKWH00005B/2416

9 782013 053044